歯が割れても あきらめないで！

――「歯根破折（しこんはせつ）」で歯を失いたくないと思ったら読む本――

著

眞坂　信夫

眞坂こづえ

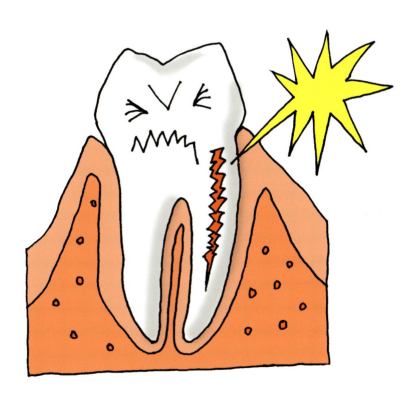

医歯薬出版株式会社

もくじ

- ☆ はじめに ── 歯が割れてしまったら ………… 2

1. 歯が割れてもあきらめないで！ ………… 4
2. こんなふうに治療します ………… 6
3. 治療に必要な一般検査 ………… 10
4. 治療に必要な精密検査 ………… 12
5. なぜ歯は割れるのか ── 力の問題 ………… 14
6. なぜ歯は割れるのか ── 材料の問題 ………… 16
7. 割れにくい治療法の開発 ………… 18
8. 接着治療は10年維持が基準です ………… 20
9. 歯根破折で歯を失わない方法 ………… 22
10. どんな歯科治療を選びますか ………… 24

- ☆ 私たちの取り組み ── あとがきにかえて ………… 26
- ☆ 歯根破折歯の接着治療を行っている歯科医院 ………… 27

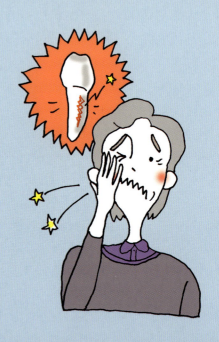

はじめに ── 歯が割れてしまったら

　ある日，硬いものを咬んだときに歯が割れてしまったら，そして歯科医院に行って相談しても「抜くしかありません」あるいは「様子をみましょう」と言われて，そのうちだんだん悪くなって，最終的には抜くことになってしまう……．

　そんな宣告を受け，それでも「なんとか抜かないですませたい」とホームページなどから情報を得て，相談や治療を求めて当院を訪れる患者さんが大勢いらっしゃいます．

　割れてすぐであれば，多くの場合歯を残すことができます．けれども，神経を取った歯に細かいひびが入って時間がたち，歯の根の部分（歯根）の外側まで割れ目が達すると，骨にも炎症が及び，やがて歯を支えている骨が失われて，歯を助けることが難しくなります．

　歯が割れたことで抜かないですむように，賢い患者さんになっていただきたく，この本をお届けいたします．

2016年秋　　眞坂　信夫

眞坂こづえ

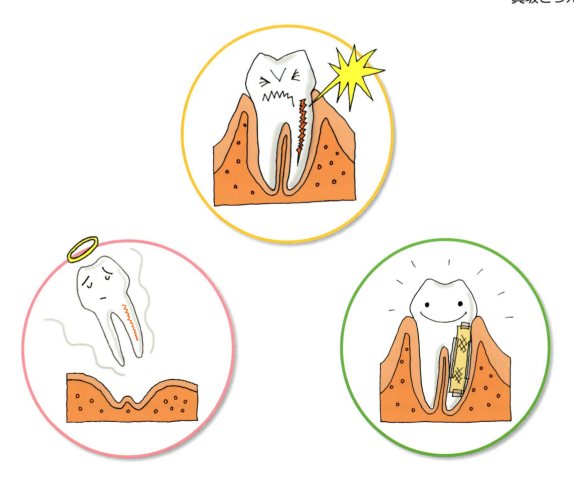

1　歯が割れてもあきらめないで！

　硬いものを咬んだりしたとき，欠けるように割れたり，ひどい場合には真二つに割れてしまうこともあります．

　割れた部分がパカパカしていたり，完全に分離してしまっている状態だと，あきらめてしまう方も多いと思いますが，これも一種のけが．割れて間もない時期に治療できれば，しっかり消毒して接着することで，延命がはかれます．

　接着治療により，歯が割れてから20年以上，使うことができた例もあるのです．

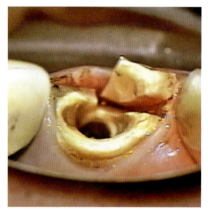

上の前歯が割れてしまいました
→現在まで5年もっています

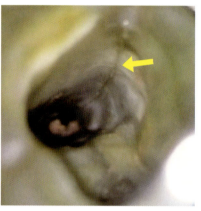

下の大臼歯の内部にひびが入っています
→現在まで6年もっています

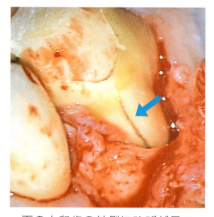

下の大臼歯の外側にひびが見つかりました
→現在まで11年もっています

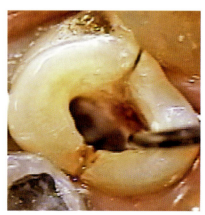

上の小臼歯が割れてしまいました
→現在まで6年もっています

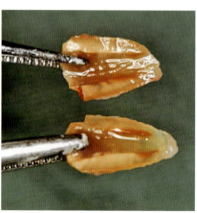

左の歯と同じようですが，根の先まで真っ二つに割れました
→それでも，治療して9年半使うことができました

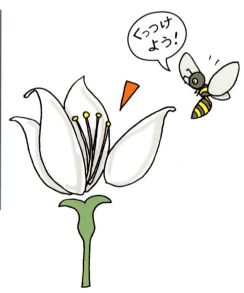

ところが，いつ割れたか気づかず，じわじわひびが拡大して歯根の表面まで達すると，その部分の歯と骨をつないでいる組織（歯根膜）が失われ，やがて歯を支える骨にも炎症が及びます．このタイプの割れ方は危険です．

こうした割れ方は，神経を取った歯に起こりやすく，腫れたり，骨の支えがなくなって動揺がはじまって歯科を受診し，割れていることがわかることが多いのです．

歯肉が腫れたり，ちょっと動揺が気になって軽い気持ちで来院したのに，「歯を抜きます」と言われたらショックですよね．

私たち歯科医師も，なんとか抜かないですむようにと，いろいろ方法を考え，現在は多くの歯を残せるようになってきました．

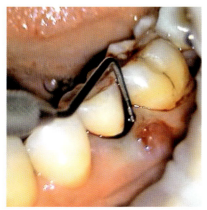

下の歯の歯肉が腫れて受診しました

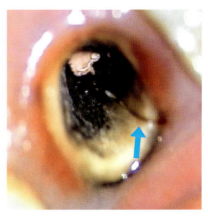

人工の被せもの（クラウン）を外してみると，歯が割れているための腫れであることがわかりました

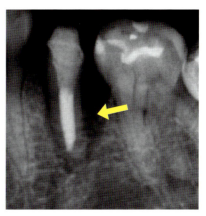

割れているところの骨の破壊が進んでいます．割れてから時間が経っていることがわかります

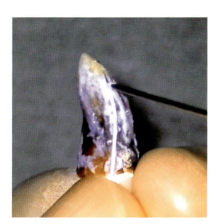

いったん歯を抜いて，汚れを取り除いてから，割れたところを接着処置しました

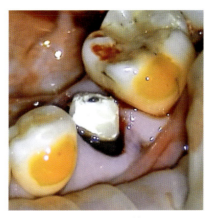

処置した歯をもとの位置に戻して固定します

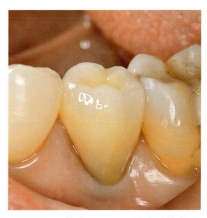

きれいに修復して，問題なく使えるようになりました

2 こんなふうに治療します

　下の図のように割れてしまったときには，たぶんご自身でも「割れた」と気づくことができると思います．

　この例のように比較的浅い位置で割れていて，すぐ処置できれば，「ダメかな」と思うような状態でも助けることができ，その後の経過もよい場合が多いのです．

　口の中には，たくさんの細菌がいます．割れた部分の汚染と炎症が進まないうちに，早く受診してください！

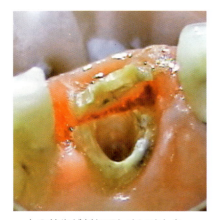
上の前歯が割れてしまいました

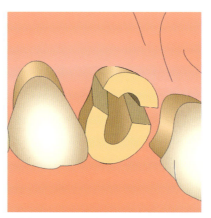
割れたところが動くので，すぐ気づいて受診されました

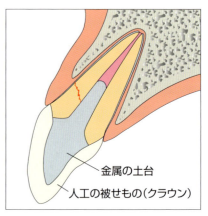
割れた位置が浅く，骨の位置と同じくらいのところでの破折でした

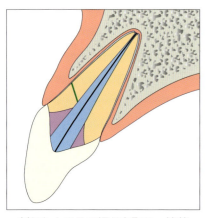
割れたところの汚れを取り，接着治療をしました

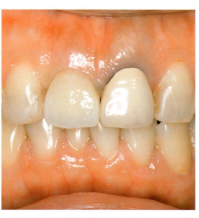
きれいに治療ができたら，左の前歯も気になって，2本を新しい被せもの（クラウン）にしました

一方，細かなひびが歯の内部から歯根の外側まで進んで，歯と骨をつなぐ歯根膜を壊すタイプの割れ方をしている場合は，歯根の内側から接着しただけではよい結果が得られないことが多いのです．

　そんなときには，まず歯根の内側から治療し，後日，歯肉を開いて，歯根の外側のひびが入って汚染している部分を削り取り，すき間を接着材で封鎖します．骨の破壊があまり進んでいなければ，治療結果は良好です．

　この治療法ができるのは，割れた部分が歯の外側（頰や唇の側）にある場合に限られます．

　歯列の内側（舌に接している側）や，歯と歯の間のひびは，歯肉を開いて処置することができないので，次ページの方法で治療します．

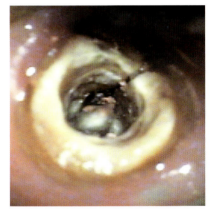
上の前歯が割れて，歯肉が腫れて来院されました

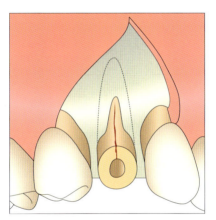
歯根の先のほうまで割れていました．まず，歯根の内側からの接着処置をします

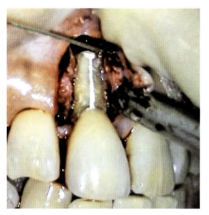
次の来院時に，歯肉を開いて，歯根の外側のひび割れ部分の処置をします

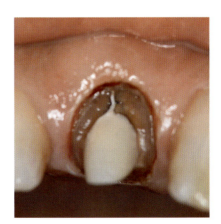
歯肉を開いて処置してから4週間後の状態．ひび割れも埋められて，きれいな状態になりました

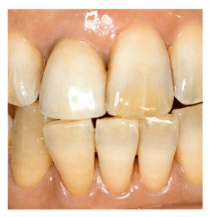
クラウンを装着して，5年後の状態です．問題なく使えています

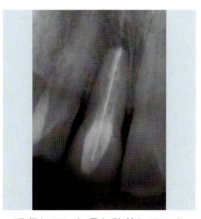
吸収していた骨も改善しています

2 こんなふうに治療します

　前のページと同じように，歯根内部のひびが外側にまで進んでしまっているので，歯の内側からの処置とともに歯肉を開いての治療が必要なのですが，歯と歯の間だったり歯列の内側にひびがあると，その処置ができません．

　そのような場合には，いったんていねいに歯を抜いて口の外で必要な処置をし，もとの位置に戻します．そして，抜いた歯が動かないように，隣りの歯と固定して接着材を使ってパックをします（次ページ参照）．

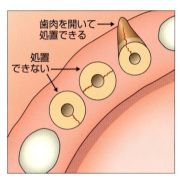

歯列の内側（舌の側）や，歯と歯の間のひび割れは，歯肉を開いての処置ができません

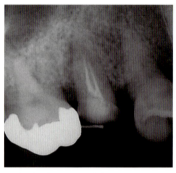

歯肉が腫れて受診したのですが，X線像からは割れていることがわかりませんでした．そこで，詰めものを外してみると，完全に割れていました．横方向のひび割れのため，歯肉を開いての処置はできません

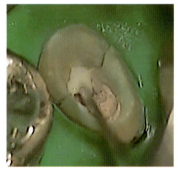

最初に，歯の内側の接着処置をし，引き続き根の部分の治療をして，クラウンを装着するための土台まで作ります

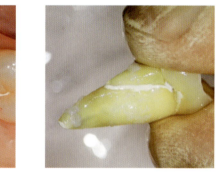

次の来院時に，歯の周囲の組織を傷つけないように気をつけて歯を抜き，歯根の外側の接着処置をします

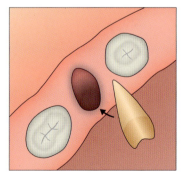

抜いた歯をもとの位置に戻して固定します

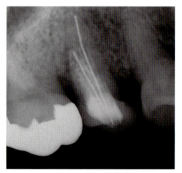

クラウンを作り直して，現在5年目です．骨の状態も良好で，不自由なく使えています

歯が真っ二つに割れてしまったら……大変です．

歯の神経がないと，痛みを感じないため，ひび割れからやがて分離してしまっても気づかないことが多く，骨の破壊も進んでいることがしばしばです．歯根を支えている骨の破壊が大きいと，治療は難しくなります．

この場合は，口の中で接着することはできないので，分離した歯片を抜いて，歯根の内側も外側も，そして歯の植わっていた骨の部分もきれいにします．そして，割れて分離した歯を接着して，もとの位置に戻します．接着材を使って傷口の保護（細菌感染を防ぐ）のためのパックを2週間ほど行い，さらに骨ができてくるまでの2〜3カ月間，両隣りの歯と固定しておきます．

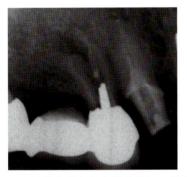
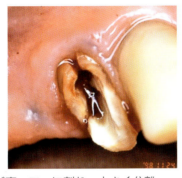
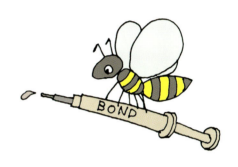

X線像からもわかるように，歯根が真っ二つに割れ，大きく分離していました

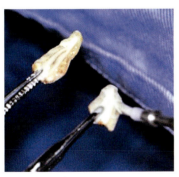
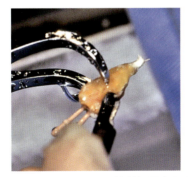
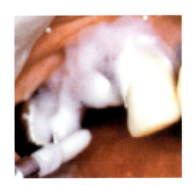

分離した歯片を注意深く抜いて，根の治療を行ってのち接着処置をします．抜いたところへ戻して，隣りの歯と固定します

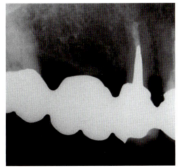
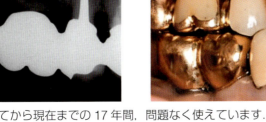
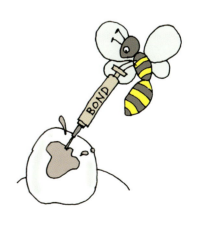

治療してから現在までの17年間，問題なく使えています．患者さんは86歳になりました

3 治療に必要な一般検査

　歯科での一般的な検査は，患者さんにどんなことで困っているのかなどをお聴きする「問診」，腫れや咬み合わせ，むし歯などを診る「視診」（時間の経過とともに生ずる変化を診るための口腔内写真もここに含まれます），咬み合わせの状況や歯の動揺などを診る「触診」などを行います．「腫れ」や「動揺」も歯が割れている場合の1つの症状です．そして「デンタルX線検査」とプローブやポイントを使って行う診査も歯科独特の検査・診査です．

【デンタルX線検査】

　X線検査では，歯根破折の情報は，割れ方によっては全く得られない場合も多いのです．下図の赤い線のような割れ方の場合は割れていることがわかるのですが，青い線のような割れ方の場合は，わからないのです．

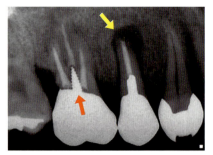 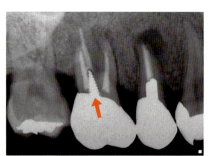 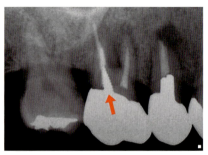

赤い矢印部に注目してみると，3枚それぞれ違って見えます．このように，少しX線をあてる角度をずらして撮影すると歯根破折がわかることがあります．また，左の写真では，他の2枚に比べて骨の破壊（黄矢印）がはっきりわかります．このような骨の破壊像があると，歯根破折を疑います

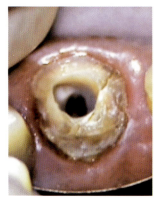 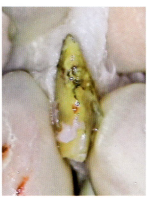 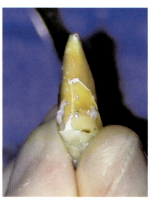 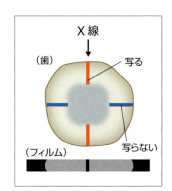

根の治療が必要なことがわかったのでクラウンを外してみると，割れていました．そこで，いったん歯を抜いて歯根の外側の処置をし，もとの位置に戻しました

割れ方によって，X線写真に写る場合と写らない場合があります

【プローブやポイントによる診査】

通常は歯周病の診査として行われています．一般には，プローブといわれる先端の細い先の丸い針状のものを歯肉の内側に入れて，出血するかどうかで炎症があるかどうかを，どこまで入るかその深さによって歯根膜（歯と骨をつなぐ大切な組織）の壊れ方を診るのです．

プローブは太くて入らないけれども，ある特定のところにもっと細いポイント（ガッタパーチャポイント）だけが深く入る場合は，その部分だけ，歯根膜あるいは骨が破壊されているので，「破折の初期段階」という診断ができるのです．歯根破折の診査では重要な項目なのです．

一方，プローブがある深さまで入り，かつ斜め方向にも動く場合には，歯根破折によって炎症が進んでいるのか，歯周病による症状なのかを確かめなくてはなりません．

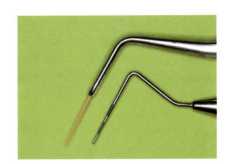

ポイント（左）とプローブ（右）

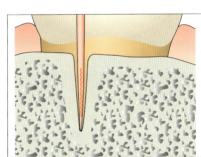

プローブは入らず，細いポイントのみが一部にだけ深く入る場合は，歯根破折の初期段階です

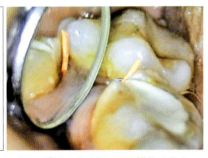

細いポイントが，この部分のみに深く入りました．この歯は診断どおり割れていました

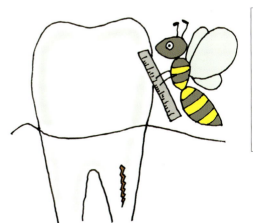

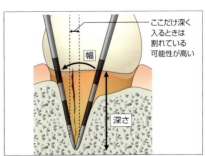

プローブが横方向にも動く場合には，炎症が進んでいるのですが，その原因が歯周病なのか歯根破折なのかの診断が必要です

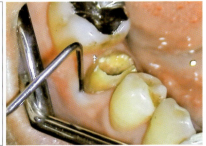

4 治療に必要な精密検査

　前にあげた視診・触診・デンタルX線検査・プローブやポイントによる診査や，問診での情報から「歯根破折らしい」ということがわかる場合があるのですが，部位や程度によっては，診断を確定できないことが多いのです．
　また，こうした検査や診査だけでは，歯を残せるかどうかの診断や，残せるとしたらどんな方法をとったらよいかを決めるためには不十分なのです．そこで登場するのがマイクロスコープによる視診と，CTによる検査です．

【マイクロスコープによる視診】

　マイクロスコープは，顕微鏡で歯を見ることのできる機械です．歯の治療は細かい操作が多く，5～10倍まで拡大して見ることのできるマイクロスコープを使うことで，より正確な診断と治療が可能となるのです．歯根が割れている場合も，どの部分がどんな割れ方をしているのかを診ることができるのですが，それには歯根の中の金属や詰め物をとらなくてなりません．

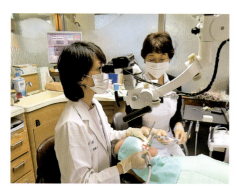

マイクロスコープで拡大して見ながら診断や治療をしています

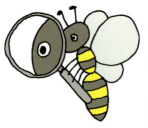

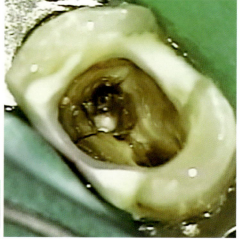

肉眼で見ると約1cmの歯が，右のような状態で見えるのです．ひび割れがはっきり見えます

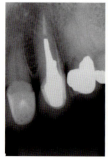
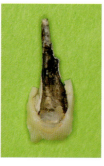
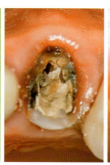
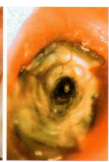

マイクロスコープで見るためには，歯の土台の金属部分と歯根の中の人工物を撤去することが必要になります．左から撤去前のX線写真，撤去した人工物，さらに根の詰めものを取っていくと，右の写真のように，歯が割れていることがよくわかります

【歯科用CTによる検査】

　歯科用CTによる検査は，通常のX線検査とは異なり，三次元的な情報を与えてくれる頼もしい味方です．けれども，金属があると「アーチファクト」という現象が現れ，画像が乱れて診断ができないのです．このため，マイクロスコープでの診査の場合と同様，メタルポストというクラウンの土台となっている金属パーツを根管の中から取り除くことが必要になります．

　CT像からは多くの情報が得られ，破折の状況とともに破折による歯の周囲の骨の破壊度合いがわかります．骨の破壊が大きいと治りが悪いので，治療できるかできないかを判断するために，この情報はとても重要なのです．

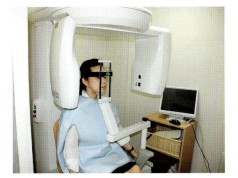
歯科用CTからは三次元の情報が得られます

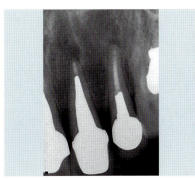
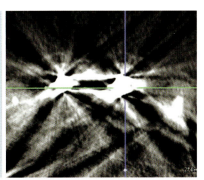
歯の中の金属によるアーチファクト

【CT検査の一例】

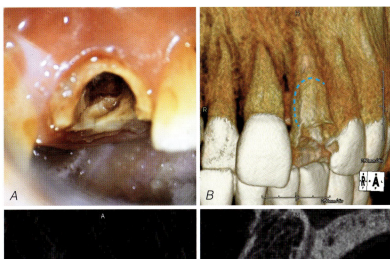

上の前歯の差し歯がとれて来院されました．口の中を見ると，割れていることはわかりましたが（A），破折の状態や骨の破壊の状態はわかりません．
CTを撮ってみると，Bの写真で歯根の1/2の深さまでU字状に割れていることがわかりました（青のラインの内側にひびが入っている）．また，Cの写真で分離していないこと，Dの写真で骨の破壊が少ないことがわかり，治療の成功率は高いと診断しました

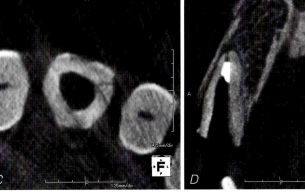

5 なぜ歯は割れるのか——力の問題

ところで，なぜ歯は割れるのでしょうか？

硬いものを咬んで……とか，転倒や交通事故など外傷による破折もあります．こうした激しい外力が原因の場合は健全な歯でも割れてしまいますが，ほとんどの歯根破折は，神経がなく，クラウンの土台になっているメタルポストというものが入っている歯で起きています．

奥歯には，ものを咬むときに，50kg近い力がかかっています．神経を取ってしまった歯は，加齢とともにもろくなって，そこに長い間強い力が加わっていると，ひびが徐々に拡がることがあるのです．そしてある日，突然「割れた」ということになるのです．

歯がもろくなり始める50歳代以降は，次ページのような咬み方や無意識の癖について極力自覚して，注意することが必要です．

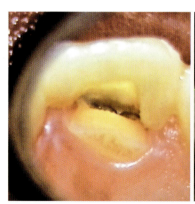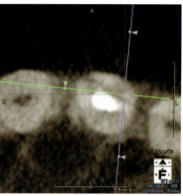

サッカーの試合中に打撲して，歯が割れてしまいました．受傷後すぐに手当できたので，現在も問題なく使えています

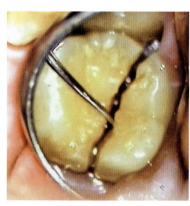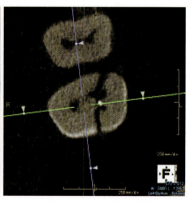

この方は，硬いものを咬んだ途端に歯が割れてしまったとのことでした．この歯もすぐに治療して，救うことができました

- 硬いものが好き（するめ，フランスパン・堅焼せんべい・ビーフジャーキーなど）
- しっかり咬まないと気がすまない
- がっしりした顎である
- 噛みしめる癖がある（クレンチング）
- 日常，上下の歯を合わせていることが多い（TCH：Tooth Contacting Habit／歯列接触癖）

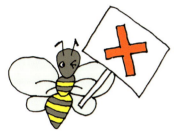

　これらの事柄は，多くの場合，ご自身の日常の習慣・癖になっていることなので，自覚していないことが多いのです．ご家族の方や歯科医院でチェックしてもらって，あてはまるようなら，少しずつでも改善していただければと願っています．

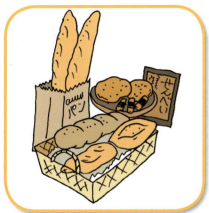

「とにかく硬いものが好き！ 梅干しの種もバリバリと咬んで割って食べています」

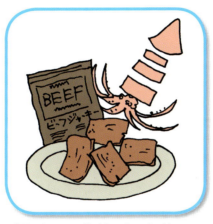

「硬いものって美味しいし，食べたっていう満足感があるし…」

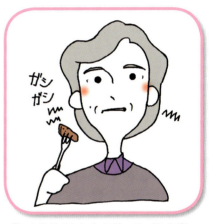

「たとえ軟らかいものだって，強くガシガシ噛まないと気がすまないんです」

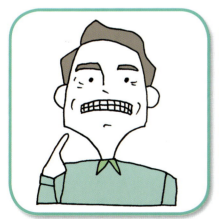

「立派な歯！ 立派な顎！ 体格もガッシリ！ 咬む力も強い！」

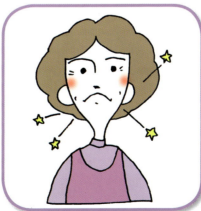

「気がつかなかったけれど，咬みしめていることが多いらしくて，朝起きたときに顎が疲れていることもたびたび……」

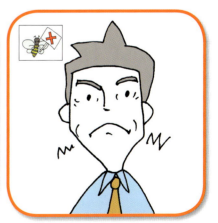

「習慣でいつも歯を合わせている．壁にシールを貼っておいて，それを見たら歯を合わせないようにと指導されました」

6 なぜ歯は割れるのか──材料の問題

「長い間力が加わるとひびが徐々に広がる」と述べましたが，メタルポストが「くさび」の役割をしてしまうと，ひびの広がりが加速されます．

むし歯がひどくなって神経（歯髄）に炎症が起こると，「歯髄を取って痛みを抑え」，「その空間を塞いでメタルポストという土台を入れ」，「人工のクラウンをかぶせる」というのが現在も多く行われている歯科治療です．

下の写真は，1991年に当院でクラウンをかぶせる処置をした患者さんです．1990年代には当院でもメタルポストを使って治療していました．16年後にクラウンが外れて来院されたときの状態ですが，硬い金属が強い咬み合わせの力で削れています．

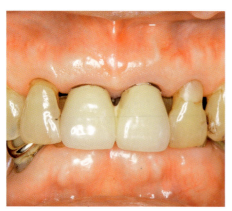
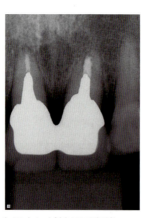
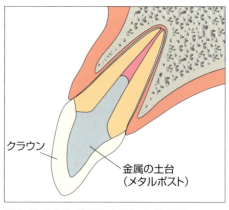

治療から16年後の口の中の状態とX線写真．クラウンが外れて来院　　従来のメタルポストを用いた治療法

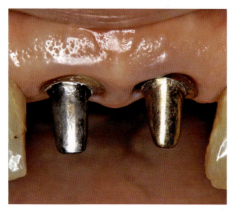
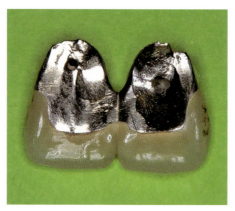

メタルポスト　　　　　　　人工のクラウン

メタルポストによる修復は1980年代から広く行われるようになり，それまでは歯冠が失われた歯は抜歯されていたので，以来30年以上，多くの歯を救ってきました．過去においては，歯の延命に貢献する優れた方法でした．

　けれども，抜歯せず治療して助けた歯も，長い間強い力を受け続けると，割れてしまうという新たな問題が出てきました．

　その割れるまでの期間は，メタルポストの形態の善し悪しにより，大きな差が出ます．残念なことですが，時間的にも金銭的にも限界のある保険治療の場合，必ずしも望ましい形での「メタルポスト」ばかりではないのも事実です．また，理想的な形態と思える「メタルポスト」であっても，10年を超えると，歯とメタルとの材質の差がもたらす不具合から割れてしまうことがあるのです．

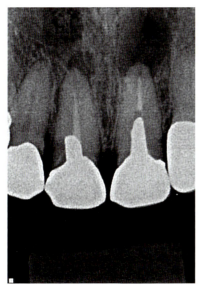
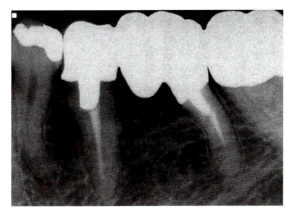

不適切なメタルポストの一例．デンタルX線写真で適否がわかります

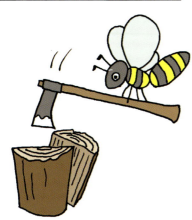

メタルポストが太すぎる，短い，位置が偏っている，先端に角があるなど，形態が適切でないと，その部に力が集中して歯根が割れる原因となってしまいます

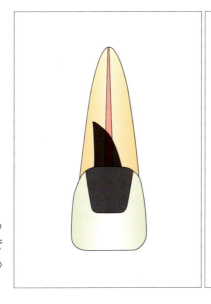
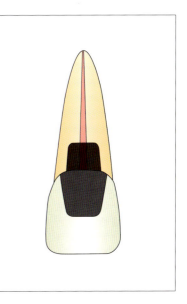

7　割れにくい治療法の開発

　しっかり治療したのに，クラウンが外れてきたり，根の治療に時間がかかったり，歯が割れたり……．患者さんにとってはもちろん，努力を注いで治療している私たち歯科医療者にとってもとても残念なことで，常々，これらを何とかしたいと考えていました．

　そこで，私たち開業している歯科医師と，大学の研究者の方々，そして歯科材料のメーカーの技術者が月に1回，「望ましい治療法とはどんなものか」を考えるために集まり，そのための材料と方法の開発を目ざしました．

　そして，10年の月日をかけて，「i-TFC法」という新しいシステムを作り，不都合を解消することができるようになりました．

　このシステムでは，「スーパーボンド」という接着材を使うことで，外界からの細菌感染を防ぎ，同時に歯の硬さと類似した土台をこの接着材料で歯と一体化させることにより，好結果が得られています．

　歯根破折歯の治療も，この方法ができたことに加えて，歯科用CTやマイクロスコープの導入などによる的確な診断のもとで，自信をもって行えるようになりました．

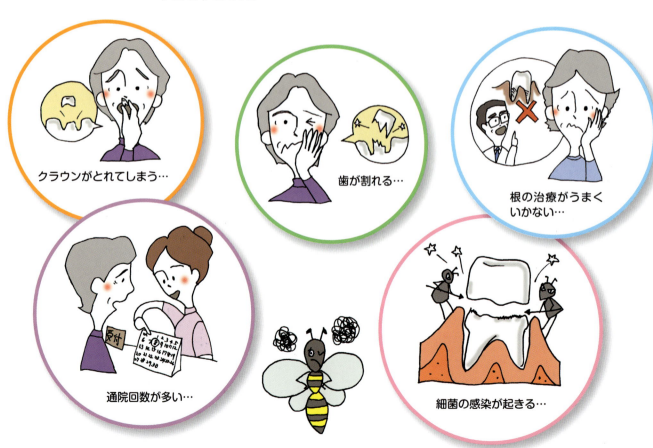

- ○ 歯と接着する材料を用いることで，歯根内部に細菌が入り込まないようにしました！

- ○ 象牙質に近い性質をもつ材料で土台を作ることで，天然歯と近い構造になり，クサビ効果が生じにくくなりました！

- ○ この土台を強い接着材で歯と一体化することで，脱離と歯根破折が防げるようになりました！

- ○ 土台となるポストの中にワイヤーを入れました．根の再治療が必要となったときには，これを引き抜くだけで，簡単に再治療ができます！

- ○ 根の治療と同時にクラウンの土台を作ることで，通院回数が少なくなりました！

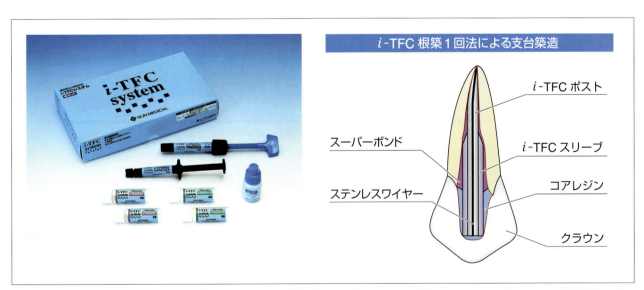

私たちの開発した新しいシステム「i-TFC 根築1回法」（in-situ Treatment Filling and Core System：根管治療・根管充填・支台築造を一度で行うシステム）．ステンレスワイヤーの周囲をメッシュ状の強化プラスチックで覆ったi-TFC ポストに，さらに筒状のスリーブを重ねて強度を増し，それをスーパーボンドで接着することで歯と一体化させます．ここまでの根の治療に引き続いて，コアレジンによって土台の形を作るステップまでを一度に行う，省力化と根管への細菌感染を起こさせない優れたシステムです

8 接着治療後は10年維持が基準です

現在の新しいシステムの治療ではありませんが，10年以上，割れた歯を使えた事例を数例ご紹介します（年齢は治療時のもの．矢印が治療した歯）．

【Case 1】

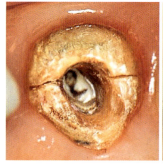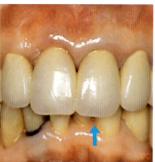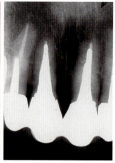

39歳，女性．当院の歯根破折歯の接着治療の最初の患者さんです．問題なく使い続け，18年後にご逝去なさいました

【Case 2】

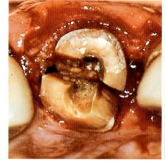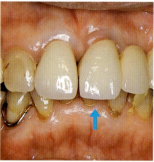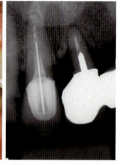

31歳，女性．24年6カ月使いました

【Case 3】

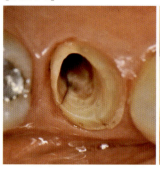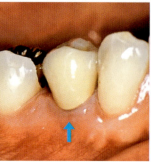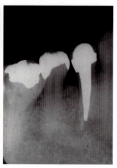

30歳，女性．16年8カ月使いました

【Case 4】

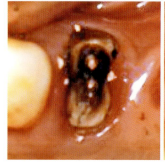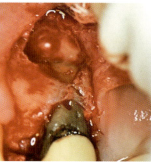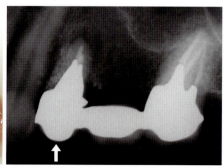

32歳，女性．23年使いました

割れた歯根の治療をはじめてから，34年がたちました．最初は手探りのなかでの治療でしたが，現在は，残せる歯とそうでない歯の診断が的確に行えるようになり，治療した歯は10年維持することを基準としています．

　メインテナンス通院と，必要なら再処置を行うことで，10年維持できれば，その間にさらによい方法が開発される可能性があります．咬み方などに注意すれば，10年以上使い続けることも可能と考えています．

【Case 5】

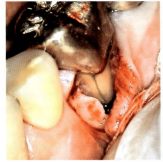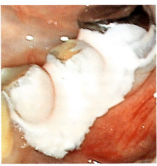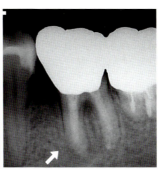

30歳，女性．10年半使いました

【Case 6】

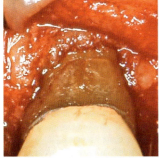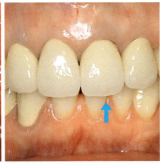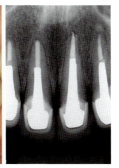

28歳，女性．33年使いました

【Case 7】

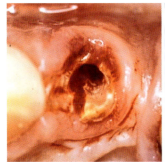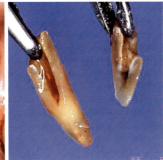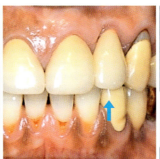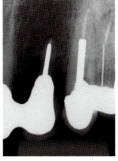

37歳，女性．20年11カ月使いました

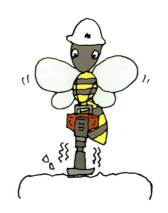

9 歯根破折で歯を失わない方法

さて，ここで究極の，「歯の割れない治療」についてお伝えしましょう．
それは「神経（歯髄）を取らないこと」です．
歯髄を取らないですませるには，「むし歯をひどくしないこと」です．

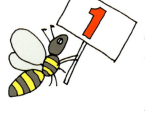

まずはむし歯を作らないよう，セルフケアと歯科医院での定期検診を受け，万一むし歯になってしまったとしても，「歯髄まで進まないうちに早く治療すること」です．

若い方なら，歯髄が一部傷ついてしまっても，治療法を選べば助けられる場合があります．痛みがしばらく続いたり，通院回数が増えたりすることもありますが，なんとかがんばって歯をみずみずしく保ち，痛みという「警報」を鳴らしてくれる歯髄を残してほしいのです．

残念ながら歯髄を取ることになってしまった場合は，どうするべきでしょう？
現在の保険診療では，1本の歯の根の治療を行い，細菌が入らないように歯髄のあった場所を塞ぐ処置までの金額は，2～3回の通院で合計10,000～17,000円です（歯により歯髄の本数などにちがいがあるので幅があります．また，患者さんの支払う金額はその1～3割となります）（2016年4月現在）．美容院や整体マッサージの料金と比べてみても，根の治療の保険料金はかなり低くおさえられているように思えます．

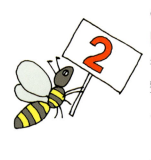

そして，保険診療のルールも厳守しなくてはならないのです（これに違反すると，歯科医師は「保険医取り消し」などの罰を科せられてしまいます）．

何を言いたいかというと，どうしても歯髄を取らざるをえなくなったときには，保険診療にこだわらず，できるだけていねいなよい根の治療を選んでいただくことが「歯を守る」ことに直結していると思っているのです．そして，よい根の治療の後には，歯を割れにくくする土台と接着を活用した方法で治療し，大事な歯を守っていただきたいと願っています．

そして，すでに歯髄を取ってしまって，金属の土台が入っている方の場合は，「割れる危険のある歯」を歯科医院でチェックしてもらうことです．半年に一度の定期検診を受けて，「小さいひびのうちに見つけて，早期に治療する」ことで，歯を失わずにすみます．

定期検診では，「3．治療に必要な一般検査」（10ページ）で紹介したような検査・診査をしますが，そこで歯根破折が疑われた場合，「4．治療に必要な精密検査」（12ページ）で確定し，早期に手を打つことで歯の延命を図ります．

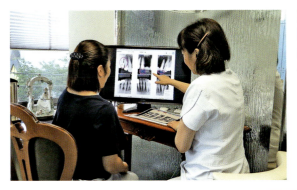

「割れる危険のある歯」について，歯科医院と患者さんが情報を共有することが大切です

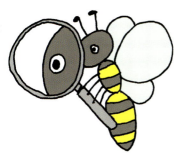

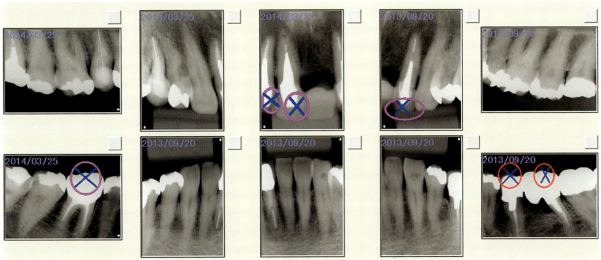

デンタルX線写真で金属の土台の歯が入っていて「割れる危険性のある歯」をマークしておき，半年に一度のメインテナンス来院のたびに，注意深く歯根破折についてチェックすることが，歯を失わないために大切です

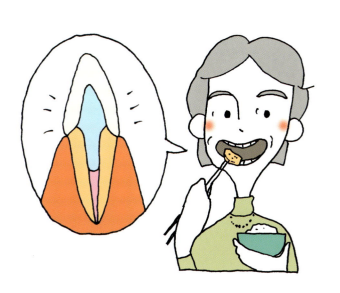

金属の土台が入った歯根の破折について

◆歯の根が割れる原因には、根の大きさと残っている歯質の量、そして、根の中に入れた土台の材料とその土台の形が大きく関係しています。ことに金属を使った土台は硬すぎるため根が割れやすいことが指摘されています。

◆眞坂歯科医院では1982年より割れた歯の保存に取り組み、現在はその治療法が確立しています。よほどの悪条件でなければ抜かずに残せるようになりました。

◆残せるか残せないかは、歯を支える骨の破壊程度で決まります。割れてから日が浅ければ治療は容易ですが、長く放置されると難しくなります。放置されると割れた所の炎症が拡がり、歯を支える骨がなくなってくるからです。

◆割れた歯がそのまま長く放置されてしまうのは、自覚症状が少ないからだと思います。根に金属の土台を入れた歯の破折は、痛みを感じる歯髄がなく、またひび割れから徐々に進行するため、気がつかないことが多いのです。

◆あなたの口の中に問題のある金属の土台が入っている歯があったら、その場所を正確に確認し、この歯に違和感があったらすぐに受診してください。

◆金属が入っている破折が心配される歯については、定期的に診査し、早期に対応することが、歯を守るためには必要なのです。

10 どんな歯科治療を選びますか

【破折歯の治療は保険診療の対象にはなりません】

　現在の日本の医療保険システムは，世界的にみても，優れた誇るべき制度です．誰もが自分の判断で医療機関を選び，通院することができます．

　しかし，医学の進歩によりどんどん高度な検査法や治療法が開発される一方で，保険診療には経済的および治療方法についての制約があるため，進歩した治療を無制限に受けられるわけではありません．

　また，社会全体として，経済の低成長が続き，高齢者の医療費が増え続けている現在，保険診療でカバーできる治療の範囲が狭められてくる，あるいは自己負担額が引き上げられていく傾向にあります．

　歯科治療は医科に比べると，保険で認められている検査は少なく，歯科医師や歯科衛生士が口の中で直接処置する技術操作が多いのが特色です．加えて，歯の失われた部分を人工物で補填する治療については，材料費や加工のための経費も必要になります．また，前歯の場合には審美性の良否が費用の制限で大きく変わってしまいます．

　さらに，外科と同じように歯肉を切開したり，根の中の治療をしたり，歯を削って型をとったりなど，歯科医師は修練した技を駆使する必要があるため，質の高い治療を行うにはその技量を十分に発揮できる時間も確保しなければなりません．

　質の高い歯科治療を求める場合には，保険診療のみでは難しく，今後もこの傾向は続いていくように思います．

　現在，高度の技量を必要とする破折歯の保存治療は，保険診療では行えません．割れた歯は抜歯してブリッジを入れるか取り外しの義歯が，定められた方法なのです．

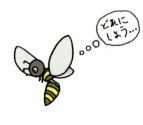
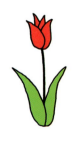
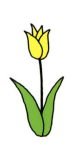
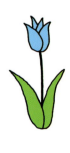

【あなたに最適な治療を選択する】

　たくさんの歯を治療する場合には難しいかもしれませんが，たとえば1本の歯だけの治療なら，保険診療にこだわらずに，「あなたに最適な治療」を受けてはどうかということです．

　不十分な治療で，再治療を繰り返すのではなく，少なくとも10年は維持できる治療を受けるというのはどうでしょう．

　かかりつけの歯科医師と，納得のいくまで相談のうえ，「望ましい治療」を選択していただけたらと考えています．

　そして，いったん受けた治療を少なくとも10年維持していくために，半年に一度のメインテナンス来院をしていただきたいと思うのです．

　現代は予防の時代！　治すために受診するのではなく，現在のよい状態を長く維持するための歯科医院を選んでいただきたいと願っています．

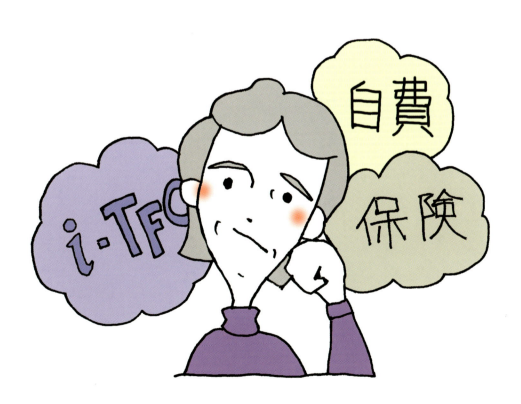

私たちの取り組み ── あとがきにかえて

　i-TFC 法はまだまだ新しい方法で，全国で 29 ある歯学部においても，これを行っているのはわずか数校にすぎません．

　現在は，まだメタルポストで治療する歯科医院のほうが多いのです．

　そんななかで，新しい技術について学び，歯根破折歯の治療に取り組んでいる歯科医師が全国にいます．必要な場合は CT での診断を行い，マイクロスコープ下で行う精密な治療のトレーニングをクリアしているメンバーです．

　私たちは患者さんを支えたいと思って日々研修に励んでいます．取り組みをスタートしてから日が浅い歯科医院もあり，まだ多くの課題を抱えていますが，患者さんへの満足度アンケートの実施，歯根破折歯の治療後の維持期間の統計などに全員が取り組むことで，治療実績を積み，社会に公表していきたいと考えています．

　「歯が割れた」と思ったとき，また「歯が割れて抜歯します」と宣告されてしまったときには，通院している歯科医師に，歯根破折歯を救う取り組みをしている歯科医師を紹介してもらって，破折治療を受けていただければと考え，次ページに歯根破折歯の治療に取り組んでいる歯科医院を紹介します．

　ここまで述べてきたことが，大切なご自身の歯を守ってくださることにつながることを願っています．

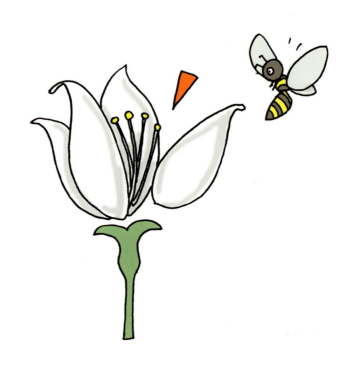

歯根破折歯の接着治療を行っている歯科医院

歯科医院名	歯科医師	住所		電話番号
なかむら歯科医院	中村啓嗣	〒003-0024	札幌市白石区本郷通13丁目南1-13 アピカル南郷1F	011-868-9889
三好プリベント歯科	三好弘祐	〒003-0029	札幌市白石区平和通3丁目北5-22	011-863-1122
つがねざわ歯科医院	津金沢秀樹	〒005-0012	札幌市南区真駒内上町4丁目6-4	011-588-4118
すずき歯科クリニック	鈴木淳一	〒005-0804	札幌市南区川沿4条3丁目3-3	011-572-1177
サンモール歯科	渋谷繁男	〒047-0032	北海道小樽市稲穂1丁目3-8	0134-23-4118
丸山歯科医院	丸山弘明	〒060-0005	札幌市中央区北5条西5丁目 住友生命札幌ビル8階	011-231-0626
なえぼ駅前歯科	大村修一	〒060-0033	札幌市中央区北3条東13丁目99-6	011-219-5577
かえでファミリー歯科	須貝誠	〒061-1131	北海道北広島市美沢4丁目1-1	011-370-1000
たばた歯科クリニック	田畑太	〒061-1271	北海道北広島市大曲中央3-1-16	011-377-3210
平和歯科クリニック	金澤徳幸	〒063-0021	札幌市西区平和1条3丁目2-6	011-667-6551
夢デンタルクリニック	大久保弘道	〒063-0033	札幌市西区西野3条7丁目5-15	011-667-4618
松田デンタルクリニック	松田博親	〒064-0811	札幌市中央区南11条西13丁目1-8 グランルミネ山鼻1F	011-552-3338
依田歯科医院	依田和久	〒101-0047	東京都千代田区内神田1-17-1 橋本ビル2F	03-5280-1180
クボタデンタルオフィス	久保田智也	〒102-0083	東京都千代田区麹町2-6-5 麹町E.C.Kビル7F	03-3262-0608
桜田歯科診療所	中川勝洋	〒105-0003	東京都港区西新橋1-1-3 東京桜田ビル2F	03-3506-3788
長谷川歯科診療所	長谷川晃嗣	〒113-0033	東京都文京区本郷5-3-2 長谷川ビルB1	03-3811-8114
江橋歯科医院	江橋完爾	〒124-0022	東京都葛飾区奥戸2-30-1	03-3697-5247
いばた歯科	井畑信彦	〒141-0032	東京都品川区大崎1-11-2 ゲートシティ大崎イーストタワーB1	03-3490-0418
関屋デンタルクリニック駒沢	関屋亘	〒154-0003	東京都世田谷区野沢2-34-7 セントリア駒沢1階	03-6804-0366
芹沢歯科医院	芹沢直記	〒156-0041	東京都世田谷区大原2-26-12	03-5376-6233
エンジェル歯科医院	戸澤昭彦	〒158-0094	東京都世田谷区玉川4-8-4 深志ビル2F	03-3700-8241
朝日デンタルオフィス四谷	朝日啓司	〒160-0006	東京都新宿区舟町7 ロクサンビル2階	03-3226-0648
平和歯科医院	阿部修	〒180-0003	東京都武蔵野市吉祥寺南町1-31-2-203	0422-46-2122
ヒロ歯科	高澤博幸	〒184-0004	東京都小金井市本町1-8-1 日興パレス小金井202	042-386-7900
みなと歯科医院	湊勇人	〒270-1151	千葉県我孫子市本町2-4-5 坂巻ビル2F	04-7169-4855
きかり歯科医院	趙載煥	〒270-1359	千葉県印西市木刈4-3-3	0476-46-3666
佐倉歯科医院	出澤政隆	〒285-0837	千葉県佐倉市王子台3-8-8	043-461-3535
桜南歯科クリニック	船久保せいこ	〒305-0043	茨城県つくば市大角豆737-6	029-852-3611
デンタルクリニックK	渥美克幸	〒332-0006	埼玉県川口市末広1-2-13	048-229-1777
利根歯科診療所	金子貴紀	〒378-0056	群馬県沼田市高橋場町2002-1	0278-24-9418
八ヶ岳歯科	天川丹	〒384-1305	長野県南佐久郡南牧村野辺山306-29	0267-98-3380
スギヤマ歯科クリニック	杉山啓之	〒430-0946	浜松市中区元城町218-3	053-458-1818
斉藤歯科医院	斉藤悦朗	〒433-8113	浜松市中区小豆餅1-34-30	053-420-4181
深谷歯科クリニック	深谷芳行	〒433-8117	浜松市中区高丘東4-1-9	0120-05-4800
北島歯科医院	北島一	〒438-0017	静岡県磐田市安久路2-22-35	0538-37-1011
岩崎歯科診療所	岩崎正一郎	〒634-0078	奈良県橿原市八木町1-7-3	0744-22-2134
小野歯科医院	小野廣	〒767-0002	香川県三豊市高瀬町新名1018-15	0875-72-3888
丸尾歯科	丸尾傳	〒790-0951	愛媛県松山市天山3-9-31	089-931-5551
佐々木歯科	佐々木正和	〒790-0925	愛媛県松山市鷹子町243-8	089-970-1234
菊池歯科医院	菊池荘八	〒830-0032	福岡県久留米市東町25-20	0942-32-1550
ひかり歯科医院	末安貞治	〒830-0033	福岡県久留米市天神町57-1	0942-33-2006
冨田歯科医院	冨田正博	〒838-0068	福岡県朝倉市甘木187-1	0946-23-2588
ちぢいわ歯科クリニック	千々岩俊之	〒861-1102	熊本県合志市須屋みずき台3673	096-242-4681
植村歯科クリニック	植村隆文	〒899-5106	鹿児島県霧島市隼人町内山田2-2-2	0995-42-7700
鈴木歯科クリニック	鈴木清史	〒910-0015	福井県福井市二の宮3-10-3	0776-22-4618

【著者略歴】

眞坂信夫

1966年	東京歯科大学卒業
1970年	同大大学院修了（歯学博士） 横浜市港北区大曽根町に眞坂歯科医院開設
1972年	東京都目黒区自由が丘に移転
1990年	東京都世田谷区奥沢に移転
2001年	日本接着歯学会接着歯科治療終身認定医
2003年	日本歯科理工学会 DentalMaterialsSeniorAdviser認定医

眞坂こづえ

1995年	東京医科歯科大学卒業
1999年	同大大学院修了（歯学博士） 同大口腔外科学教室勤務
2000年	同大インプラント治療部入局
2204年	東京都小金井市・ヒロ歯科勤務
2005年	眞坂歯科医院勤務

主な著書：

『DENTAK MOOK　印象』（編著）医歯薬出版，1988年

『接着の臨床−治癒を補う歯科治療−』（編著）医歯薬出版，1996年

『接着臨床の新たなる展開』（編著）ヒョーロン・パブリッシャーズ，2000年

『支台歯侵襲を抑えた進化した接着ブリッジ』クインテッセンス出版，2004年

『i-TFCシステムの臨床』（編著）ヒョーロン・パブリッシャーズ，2009年

『臨床の達人5　−接着臨床を究める』デンタルダイヤモンド社，2010年

『i-TFC根築1回法による歯根破折歯の診断と治療』（編著）医歯薬出版，2016年

歯が割れてもあきらめないで！
「歯根破折」で歯を失いたくないと思ったら読む本　ISBN978-4-263-46127-3

2016年10月25日　第1版第1刷発行

　　著　者　眞　坂　信　夫
　　　　　　眞　坂　こづえ
　　発行者　大　畑　秀　穂
　　発行所　医歯薬出版株式会社

〒113-8612　東京都文京区本駒込1-7-10
TEL.(03) 5395-7634（編集）・7630（販売）
FAX.(03) 5395-7639（編集）・7633（販売）
http://www.ishiyaku.co.jp/
郵便振替番号　00190-5-13816

乱丁，落丁の際はお取り替えいたします．　　　印刷・真興社／製本・皆川製本所

© Ishiyaku Publishers, Inc., 2016.　Printed in Japan

本書の複製権・翻訳権・翻案権・上映権・譲渡権・貸与権・公衆送信権（送信可能化権を含む）・口述権は，医歯薬出版（株）が保有します．

本書を無断で複製する行為（コピー，スキャン，デジタルデータ化など）は，「私的使用のための複製」などの著作権法上の限られた例外を除き禁じられています．また私的使用に該当する場合であっても，請負業者等の第三者に依頼し上記の行為を行うことは違法となります．

JCOPY ＜(社)出版者著作権管理機構 委託出版物＞

本書をコピーやスキャン等により複製される場合は，そのつど事前に(社)出版者著作権管理機構（電話03-3513-6969，FAX 03-3513-6979, e-mail:info@jcopy.or.jp）の許諾を得てください．